Personal
Health and Wellness
Journal

Take Charge of Your Health History

Your Personal Health and Wellness Journal

will come in handy for

Outpatient Surgeries

Doctor Visits

Hospitalizations

Emergency Room Visits

And

Your Family

ISBN-13: 978-0-692-11332-5

Name ______________________________________

Date of Birth ________________________________

Phone ______________________________________

Cell ____

Insurance Information

Insurance Name ______________________________

Name of Insured _____________________________

Insurance Phone Number _______________________

Policy Number _______________________________

Group Number _______________________________

Do you have a Living Will

Yes No

Do you have a Health Care Power of Attorney

Yes No

In the event that I have been determined to be incapacitated to provide informed consent for medical treatment, surgical and diagnostic procedures, I wish to designate the following person for health care decisions.

First Person

Name ____

Phone ____

Relationship _______________________________________

Second Person

Name ____

Phone ____

Relationship _______________________________________

In Case of Emergency, please contact

Name ______________________________

Relationship ______________________________

Phone ______________________________

Name ______________________________

Relationship ______________________________

Phone ______________________________

Name ______________________________

Relationship ______________________________

Phone ______________________________

Name ______________________________

Relationship ______________________________

Phone ______________________________

Pharmacy

Name	Phone Number

Blood Type

A-	A+
B-	B+
AB-	AB+
O-	O+

Physicians who care for you on a regular basis

Primary Care Physician first

Name	Specialty	Phone Number

Name	Specialty	Phone Number

Allergies

Food Y N

If yes, list the food and the related allergy

Drug Y N

If yes, list the drug and related allergy

Any other known allergies

Prescribed Medications

Name of Medication	How Often	Dosage

Name of Medication	How Often	Dosage

List all over the counter supplements

Example: Dietary, Steroids, Aspirin, Vitamins, Herbs

Social History

Do You Drink Alcohol Y N

If yes, How Often

____

Do You Smoke Y N

If yes, How Many a Day

____

Recreational Drugs Y N

If yes, list below

____

Notes: ____

Medical History

Problems and/or Conditions

Example: Alzheimer's, Seizures, Arthritis, Acid Reflux, Diabetic, Shortness of Breath, High Blood Pressure, Cholesterol

Outpatient Surgical Procedures

Procedure ______________________________

Date ______________________________

Physician ______________________________

Where ______________________________

Procedure ______________________________

Date ______________________________

Physician ______________________________

Where ______________________________

Procedure ______________________________

Date ______________________________

Physician ______________________________

Where ______________________________

Procedure ____

Date ____

Physician ____

Where ____

Procedure ____

Date ____

Physician ____

Where ____

Procedure ____

Date ____

Physician ____

Where ____

Procedure ____

Date ____

Physician ____

Where ____

Procedure ______________________________________

Date ____

Physician ______________________________________

Where ____

Procedure ______________________________________

Date ____

Physician ______________________________________

Where ____

Procedure ______________________________________

Date ____

Physician ______________________________________

Where ____

Procedure ______________________________________

Date ____

Physician ______________________________________

Where ____

Procedure ____

Date ____

Physician ____

Where ____

Procedure ____

Date ____

Physician ____

Where ____

Procedure ____

Date ____

Physician ____

Where ____

Procedure ____

Date ____

Physician ____

Where ____

Procedure ____

Date ____

Physician ____

Where ____

Procedure ____

Date ____

Physician ____

Where ____

Procedure ____

Date ____

Physician ____

Where ____

Procedure ____

Date ____

Physician ____

Where ____

Procedure ____

Date ____

Physician _______________________________________

Where ____

Procedure ____

Date ____

Physician _______________________________________

Where ____

Procedure ____

Date ____

Physician _______________________________________

Where ____

Procedure ____

Date ____

Physician _______________________________________

Where ____

Procedure ____

Date ____

Physician ____

Where ____

Procedure ____

Date ____

Physician ____

Where ____

Procedure ____

Date ____

Physician ____

Where ____

Procedure ____

Date ____

Physician ____

Where ____

Hospitalizations (In-Patient)

Reason for Hospitalization ______________________________

Name of Hospital ______________________________________

Date ____

Reason for Hospitalization ______________________________

Name of Hospital ______________________________________

Date ____

Reason for Hospitalization ______________________________

Name of Hospital ______________________________________

Date ____

Reason for Hospitalization ______________________________

Name of Hospital ______________________________________

Date ____

Reason for Hospitalization ______________________________

Name of Hospital ______________________________________

Date ____

Reason for Hospitalization ______________________________

Name of Hospital ______________________________________

Date ____

Reason for Hospitalization ______________________________

Name of Hospital ______________________________________

Date ____

Reason for Hospitalization ______________________________

Name of Hospital ______________________________________

Date ____

Reason for Hospitalization ______________________________

Name of Hospital ______________________________________

Date ____

Reason for Hospitalization ______________________________

Name of Hospital ______________________________________

Date ____

Reason for Hospitalization ______________________________

Name of Hospital ______________________________________

Date ____

Reason for Hospitalization ______________________________

Name of Hospital ______________________________________

Date ____

Reason for Hospitalization ______________________________

Name of Hospital ______________________________________

Date ____

Reason for Hospitalization ______________________________

Name of Hospital ______________________________________

Date ____

Reason for Hospitalization ______________________________

Name of Hospital ______________________________________

Date ____

Reason for Hospitalization ______________________________

Name of Hospital ______________________________________

Date ____

Reason for Hospitalization ______________________________

Name of Hospital ______________________________________

Date ____

Reason for Hospitalization ______________________________

Name of Hospital ______________________________________

Date ____

Reason for Hospitalization ______________________________

Name of Hospital ______________________________________

Date ____

Reason for Hospitalization ______________________________

Name of Hospital ______________________________________

Date ____

Reason for Hospitalization ______________________________

Name of Hospital ______________________________________

Date ____

Reason for Hospitalization ______________________________

Name of Hospital ______________________________________

Date ____

Reason for Hospitalization ______________________________

Name of Hospital ______________________________________

Date ____

Reason for Hospitalization ______________________________

Name of Hospital ______________________________________

Date ____

Reason for Hospitalization ______________________________

Name of Hospital ______________________________________

Date ____

Reason for Hospitalization ______________________________

Name of Hospital ______________________________________

Date ____

Reason for Hospitalization ______________________________

Name of Hospital ______________________________________

Date ____

Reason for Hospitalization ______________________________

Name of Hospital ______________________________________

Date ____

Reason for Hospitalization ______________________________

Name of Hospital ______________________________________

Date ____

Emergency Room/Urgent Care

Reason ____

Name of Facility ______________________________________

Date ____

Reason ____

Name of Facility ______________________________________

Date ____

Reason ____

Name of Facility ______________________________________

Date ____

Reason ____

Name of Facility ______________________________________

Date ____

Reason ______________________________________

Name of Facility ______________________________

Date ____

Reason ______________________________________

Name of Facility ______________________________

Date ____

Reason ______________________________________

Name of Facility ______________________________

Date ____

Reason ______________________________________

Name of Facility ______________________________

Date ____

Reason ______________________________________

Name of Facility ______________________________

Date ____

Reason ____

Name of Facility ____________________________________

Date ____

Reason ____

Name of Facility ____________________________________

Date ____

Reason ____

Name of Facility ____________________________________

Date ____

Reason ____

Name of Facility ____________________________________

Date ____

Reason ____

Name of Facility ____________________________________

Date ____

Reason ____

Name of Facility ________________________________

Date ____

Reason ____

Name of Facility ________________________________

Date ____

Reason ____

Name of Facility ________________________________

Date ____

Reason ____

Name of Facility ________________________________

Date ____

Reason ____

Name of Facility ________________________________

Date ____

Reason ____

Name of Facility ________________________________

Date ____

Reason ____

Name of Facility ________________________________

Date ____

Reason ____

Name of Facility ________________________________

Date ____

Reason ____

Name of Facility ________________________________

Date ____

Reason ____

Name of Facility ________________________________

Date ____

Reason ______________________________________

Name of Facility ______________________________

Date ____

Reason ______________________________________

Name of Facility ______________________________

Date ____

Reason ______________________________________

Name of Facility ______________________________

Date ____

Reason ______________________________________

Name of Facility ______________________________

Date ____

Reason ______________________________________

Name of Facility ______________________________

Date ____

Reason ______________________________

Name of Facility ______________________________

Date ______________________________

Reason ______________________________

Name of Facility ______________________________

Date ______________________________

Reason ______________________________

Name of Facility ______________________________

Date ______________________________

Reason ______________________________

Name of Facility ______________________________

Date ______________________________

Reason ______________________________

Name of Facility ______________________________

Date ______________________________

Doctor Office Visit

Reason ____

Dr ____

Date ____

Reason ____

Dr ____

Date ____

Reason ____

Dr ____

Date ____

Reason ____

Dr ____

Date ____

Reason ______________________________

Dr ______________________________

Date ______________________________

Reason ______________________________

Dr ______________________________

Date ______________________________

Reason ______________________________

Dr ______________________________

Date ______________________________

Reason ______________________________

Dr ______________________________

Date ______________________________

Reason ______________________________

Dr ______________________________

Date ______________________________

Reason ______________________________

Dr ______________________________

Date ______________________________

Reason ______________________________

Dr ______________________________

Date ______________________________

Reason ______________________________

Dr ______________________________

Date ______________________________

Reason ______________________________

Dr ______________________________

Date ______________________________

Reason ______________________________

Dr ______________________________

Date ______________________________

Reason ____

Dr ____

Date ____

Reason ____

Dr ____

Date ____

Reason ____

Dr ____

Date ____

Reason ____

Dr ____

Date ____

Reason ____

Dr ____

Date ____

Reason ______________________________

Dr ______________________________

Date ______________________________

Reason ______________________________

Dr ______________________________

Date ______________________________

Reason ______________________________

Dr ______________________________

Date ______________________________

Reason ______________________________

Dr ______________________________

Date ______________________________

Reason ______________________________

Dr ______________________________

Date ______________________________

Reason ______________________________

Dr ______________________________

Date ______________________________

Reason ______________________________

Dr ______________________________

Date ______________________________

Reason ______________________________

Dr ______________________________

Date ______________________________

Reason ______________________________

Dr ______________________________

Date ______________________________

Reason ______________________________

Dr ______________________________

Date ______________________________

Reason ____

Dr ____

Date ____

Reason ____

Dr ____

Date ____

Reason ____

Dr ____

Date ____

Reason ____

Dr ____

Date ____

Reason ____

Dr ____

Date ____

Reason ______________________________

Dr ______________________________

Date ______________________________

Reason ______________________________

Dr ______________________________

Date ______________________________

Reason ______________________________

Dr ______________________________

Date ______________________________

Reason ______________________________

Dr ______________________________

Date ______________________________

Reason ______________________________

Dr ______________________________

Date ______________________________

Reason ____

Dr ____

Date ____

Reason ____

Dr ____

Date ____

Reason ____

Dr ____

Date ____

Reason ____

Dr ____

Date ____

Reason ____

Dr ____

Date ____

Reason ____

Dr ____

Date ____

Reason ____

Dr ____

Date ____

Reason ____

Dr ____

Date ____

Reason ____

Dr ____

Date ____

Reason ____

Dr ____

Date ____

Test

Example: CAT scan, MRI, Stress Test, X-Ray, Mammogram, Bone Density

Sleep Study

Test	Where	Date

Test	Where	Date

Test	Where	Date

Test	Where	Date

Labs (Blood Draw)

This could be done at your doctor's office, emergency room, outpatient lab, hospital

Where ____

Date ____

Where ____

Date ____

Where ____

Date ____

Where ____

Date ____

Where ____

Date ____

Where ______________________________

Date ______________________________

Where ______________________________

Date ______________________________

Where ______________________________

Date ______________________________

Where ______________________________

Date ______________________________

Where ______________________________

Date ______________________________

Where ______________________________

Date ______________________________

Where ___________________________________

Date ____________________________________

Where ___________________________________

Date ____________________________________

Where ___________________________________

Date ____________________________________

Where ___________________________________

Date ____________________________________

Where ___________________________________

Date ____________________________________

Where ___________________________________

Date ____________________________________

Where ____

Date ____

Where ____

Date ____

Where ____

Date ____

Where ____

Date ____

Where ____

Date ____

Where ____

Date ____

Where ____

Date ____

Where ____

Date ____

Where ____

Date ____

Where ____

Date ____

Where ____

Date ____

Where ____

Date ____

Where ____

Date ____

Where ____

Date ____

Where ____

Date ____

Where ____

Date ____

Where ____

Date ____

Where ____

Date ____

Where ____

Date ____

Where ____

Date ____

Where ____

Date ____

Where ____

Date ____

Where ____

Date ____

Where ____

Date ____

Where ___

Date ___

Where ___

Date ___

Where ___

Date ___

Where ___

Date ___

Where ___

Date ___

Where ___

Date ___

Immunizations/Vaccines

Diphtheria, Tetanus, Pertussis Td/Tdap

Date ____

Where ____

Hepatitis A

Date ____

Where ____

Hepatitis B

Date ____

Where ____

Human Papillomavirus (HPV)

Date ____

Where ____

Inactivated Poliovirus

Date ____

Where ____

Influenza (FLU)

Date ____

Where ____

Measles, Mumps, Rubella (MMR)

Date ____

Where ____

Meningococcal

Date ____

Where ____

Pneumococcal

Date ____

Where ____

Rotavirus

Date ____

Where ____

Varicella

Date ____

Where ____

Zoster (Shingles)

Date ____

Where ____

Other

____

____

____

____

____

____

Family History

Example: Colon or Rectal Cancer, other Cancer, Heart Disease, Diabetic

High Blood Pressure, Liver Disease, High Cholesterol, Alcohol/Drug Abuse

Depression/Psychiatric Illness

Grandparents (your father's mother and father)

Problems/Conditions

Aunt and Uncle (your father's sisters and brothers)

Problems/Conditions

Grandparents (your mother's father and mother)

Problems/Conditions

Aunt and Uncle (your mother's brothers and sisters)

Problems/Conditions

Family History

Your Father Living Y N

If no, reason of death

Problems/Conditions

Your Mother Living Y N

If no, reason of death

Problems/Conditions

Your Brother

Problems/Conditions

Your Sister

Problems/Conditions

Daily Health Notes

Notes

Doctor Appointments

Name	Date

Name Date

Name Date

Name Date

Name Date

Name Date

Name Date

Name Date

Name Date

Name Date

Made in the USA
Monee, IL
04 November 2026

67377464R00066